中医内科临证经典丛书

总主编 田思胜 裴颢

医学发明（校注版）

金·李杲◎著

刘毅 田思胜◎校注

U0206409

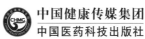

中国健康传媒集团
中国医药科技出版社

内容提要

《医学发明》原书9卷，目前通行本均为1卷。所论以《黄帝内经》为宗，重点论述五脏疾病的证治。每篇都以经文立题，溯本求源，详加论证，阐发新义，制方用药，充分弘扬东垣脾胃学说的特色。除了强调"人以胃气为本"之外，对于虚损之用补肾益精，肺虚寒饮之用益气温肺化饮等亦多阐发，东垣著名的"中风论"即见于此书。全书列方73首，比较全面地反映了东垣的学术成就，对于现代中医临床和科研具有一定的参考价值。

图书在版编目（CIP）数据

医学发明／（金）李杲著．刘毅，田思胜校注．—北京：中国医药科技出版社，2024.7

（中医内科临证经典丛书／田思胜，裴颢总主编）

ISBN 978 - 7 - 5214 - 4512 - 1

Ⅰ.①医…　Ⅱ.①李…　②刘…　③田…　Ⅲ.①中医内科学 –中国 – 金代　Ⅳ.①R25

中国国家版本馆 CIP 数据核字（2024）第 052459 号

美术编辑　陈君杞
版式设计　南博文化

出版　**中国健康传媒集团** | 中国医药科技出版社
地址　北京市海淀区文慧园北路甲 22 号
邮编　100082
电话　发行：010 - 62227427　邮购：010 - 62236938
网址　www. cmstp. com
规格　880×1230mm $\frac{1}{32}$
印张　2 $\frac{1}{2}$
字数　39 千字
版次　2024 年 7 月第 1 版
印次　2024 年 7 月第 1 次印刷
印刷　北京侨友印刷有限公司
经销　全国各地新华书店
书号　ISBN 978 - 7 - 5214 - 4512 - 1
定价　**15.00 元**

获取新书信息、投稿、为图书纠错，请扫码联系我们。

| 出版者的话 |

在中医的历史长河中，历代医家留下了数以万计的中医古籍，这些古籍蕴藏着历代医家的思想智慧和实践经验，熟读精研中医古籍是当代中医继承、创新的根基。新中国成立以来，中医界对古籍整理工作十分重视，在经典中医古籍的校勘注释、整理等方面取得了显著成果，这些工作在帮助读者读懂原文方面起到了重要作用。但是，中医古籍数量繁多，从目前对古籍的整理来看，各科中医古籍大多较为散在，主要包含在较大的古籍整理类丛书中，相关专业的师生和临床医生查找起来多有不便。为此，我们根据当今中医学的学科建制，选取较为实用的经典著作按学科分类，可省去相关专业师生和临床医生在浩如烟海的古籍中查找选取的时间，也方便他们对同一学科的古籍进行系统的学习和研究。

本套丛书遴选了15种中医内科经典古籍，包括《内外伤辨惑论》《血证论》《内科摘要》《症因脉治》《证治汇补》《证治百问》《医学传灯》《脾胃论》《痰火点雪》《理虚元鉴》《金匮翼》《活法机要》《慎柔五书》《医学发明》《医醇賸义》。

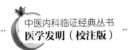

本次校注出版突出以下特点：①遴选底本，保证质量。每种医籍均由专家甄选善本，考据校正，细勘精审，力求原文优质准确。②字斟句酌，精心校注。校注专家精心揣摩，析疑惑谬误之处，解疑难混沌之点，对古籍的版本迥异、疑难字句进行释义。③文前说明，提要钩玄。每本古籍文前皆作校注说明，介绍古籍作者生平、学术特点、成书背景等，主旨精论，纲举目张，以启迪读者。

希望本丛书的出版能为中医学子及临床工作者研读中医经典提供有力的支持。

中国医药科技出版社

2024 年 6 月

《医学发明》为金元著名医家李杲撰著。李杲（1180—1251），字明之，晚年自号"东垣老人"，金代真定府（今河北正定人）。与张子和、刘河间、朱丹溪并称"金元四大家"。李氏宗于《内经》，勤于临床，善于总结，开创了内伤脾胃学说的先河，为补土派宗师。

《医学发明》是东垣晚年北渡还乡后，怜世医背本趋末而撰著。晚年授予门人罗天益，作为教学内容之一，在东垣卒后二十年罗氏方予以刊行，时元至元十六年（1279）。本书探究《内经》《难经》《本草》隐奥，每篇都以经文立题，溯本求源，详加论证，阐发新义，制方用药，充分弘扬东垣脾胃学说特色，真正做到继承中有发展，故名曰《医学发明》。

《医学发明》所论以《黄帝内经》为宗，重点论述五脏疾病的证治。除了强调"人以胃气为本"之外，对于虚损之用补肾益精，肺虚寒饮之用益气温肺化饮等等多有阐发，东垣著名的"中风论"即见于本书。全书列

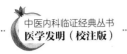
方 73 首，比较全面地反映了东垣的学术成就。

东垣为"补土派"创始者，临证多以补脾胃为"拔本塞源"之大计。然其立论不执一偏，对外感、内伤诸病，无不重视"调神志""安心养神"，认为"心乱则百病生，静则万病息"。即使治疗虚证，亦"先涤所蓄之邪，然而补气"。可见其治病灵活圆通，法有常变。《医学发明》对系统研究东垣学术思想具有重要的参考价值。

此书版本主要有一卷本和九卷本两个系统：（1）九卷本系统：罗天益于元至元十六年刊行，但此本早已亡佚，明代尚有九卷抄本残本，此后九卷本再未出现，说明本书九卷本散失于明代。（2）一卷本系统：元·杜思敬《济生拔粹》节录一卷本，明代以后《古本东垣十书》本、《丹溪心法附余》本、《古今医统正脉全书》本等均源于杜氏《济生拔粹》节录本，是本书目前最常见的版本。另外，尚有明抄残本，存序文四篇，目录九卷全，正文第一卷，其余正文阙如。此本虽属残卷，但可以从序文中看到成书背景、流传经过、刊刻来源，最可贵的是此本保存了九卷本全部目录，可以看到原书包含的论文和方药，确属很宝贵的资料。1959 年人民卫生出版社将《济生拔粹》本和明抄本综合为一书，并在内容上略加调整，印行新本《医学发明》。

本次校勘以元刊《济生拔粹》本为底本，以《丹溪心法附余》《医统正脉全书》本为主校本，并参考《医方类聚》《东垣十书》等本。

在校注过程中，尽量保持原貌，但也做了以下处理。

1. 原书竖排改为横排，采用现代标点方法对原文重新进行句读。

2. 凡原书中繁体字，均改为规范简化字。俗写字、异体字、古今字适当加以规范，除部分仍需保留外，尽量前后律齐，并于首见处注明。

3. 底本中因写刻致误的明显错别字，径改，不出校。底本与校本互异，出校记说明。

4. 原书中有些章节篇幅较长，整理时据其内容以适当分段。

5. 书中"右"字均改为"上"字。

6. 对原书底本中的错讹、脱漏、衍文倒置者，尽可能加以校正。所改动、补入、删减处均出注说明。

7. 遇有脱误或各本窜改、互异而一时无校正版本或脱漏资料补正者，存疑待考。

8. 底本书的缺文，无可据补的，按字数多少，一一以"□"补入。

校注者

2024 年 3 月

序一

东垣老人明之李氏者，世为东垣富盛之族也。天资敏达纯孝，幼业儒术。受《春秋》于冯内翰叔献，学书□于王内翰从之。其昂耸之志，不为小矣。居无何，值母王遭疾。公侍，色不满容，夜不解衣。遂厚礼求治，遍□□□之士，或以为热，或以为寒，各执己见，议论纷纷，□不知主人为何病而殁。公痛恨之，尝心口语曰：医之道尚矣！自《本草》《灵》《素》垂世，传习之者代不乏人。若和缓、若越人、若淳于、若华、若张，皆活人当世，垂法后来。奈何此辈习经之不精，见证之不明，其误人也多矣。自是始有志于医。洁古老人易水张元素，以医名天下，公就学之。洁古，教人以忠者也。曾斗白金以献，不四五年，倾囷倒廪，尽得其术，遂将《本草》《难》《素》及诸家方书，莫不备览。识药之性，知病之宜，如兔起鹘落，无不得者。始公之习医，为己非为人也。遭世兵□，渡河居汴梁。通医之名，雷动一时。其所济活者，不可遍举。壬辰北渡乡

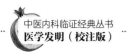
里，因悯世医背本趋末，舛错莫省，遂著是书，庶释其疑。罗君谦甫，乃公之高第也。故受其本，题曰《医学发明》。持以示予，求为之引。罗君自有□□其终始，东垣之术尽得之矣。予喜公活人之心非浅，利及后人，阴功为尤多。又服其有知人之哲，得罗君教育之，不独道师之言，行师之行，身殁之后，奉公之师王氏，与嫡母无异，岁时甘旨不乏者，殆十余年。王氏享年八十以寿终，其宅兆之事墙间追远，祭祀之礼不缺。近世以来，师弟之道，及之者鲜矣哉！至元①柔兆摄提②皋月③下旬，松岗老人侍其轴诚之引《医学发明序》。

---

① 至元（1264 年—1294 年）是中国元朝第 1 代皇帝元世祖忽必烈的年号。

② 柔兆摄提　一种纪年方法。

③ 皋月　五月。

医学，非细事也。何哉？盖有人禀受虚实寒热不同，药有轻重君臣佐使之各异。用不得其方，病不审其理，汤剂妄投，反掌生死。噫！医之学岂细事哉！东垣老人姓李，讳杲，字明之。本东垣人，家世饶财，幼有活人之志，后遇易水张先生，尽得其道。北渡后，专事于医。道艺既精，负有高气，不委曲与世合。人或有疾病□□□，无可奈何，□祷于君，君亦不以前事介意，疗之者无不愈，人以是益重之。今所为书，痛人命之非辜，虑药祸之不悟。在君所学，才十一耳！君之高弟罗君谦甫，惜其湮没，将镂版以传，议之□当代闻人，目之曰《医学发明》，求题其端。予谓：非东垣，无□□□□□古不传之秘，非谦甫无以明东垣□□□□□□□□书一出，岂小补哉。至元十六年。

目录

001 膈咽不通并四时
　　换气用药法

004 本草十剂

012 中风同从堕坠论

014 卫气留于腹中畜
　　积不行

015 浊气在上则生膜胀

017 呕咳气喘

018 饮食劳倦篇

021 四时用药加减法

028 滑脉生癫疝

029 下之则胀已汗之
　　则疮已

031 太阴所至为蓄满

　　霍乱吐下

033 诸脉按之无力所
　　生病证并治法

035 诸腹胀大皆属于热

037 诸呕吐酸皆属于热

038 诸痿喘呕皆属于
　　上今立热喘寒喘二方

039 诸脉有关有格有
　　覆有溢

040 损其肾者益其精

044 七冲门

044 脚气论

047 中风有三

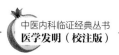
053 脾肺受寒咳嗽用
     药法

054 肺病面白而不泽
     则为脱气脱血脱
     津脱液脱精脱神

055 五邪相干 谓贼实微
     虚正也

059 淹疾疟病

060 百病在气在血

062 治病必须求责

膈[1]咽不通并四时换气用药法

《黄帝针经》云：胃病者，腹䐜胀，胃脘当心而痛，上支两胁，膈咽不通，食饮不下，取三里。夫咽者，咽物之门户也；膈者，上焦胸中心肺之分野。不通者，升降之气上下不得交。又云：清气在下，则生飧泄。飧泄者，谓泄黄如糜，米谷不化则是也。浊气在上，则生䐜胀。腹中䐜满不得大便，或大便难，或先结后溏皆是也。浊气在上，当降而不降者，乃肾、肝吸入之阴气不得下而反在上也。胃气逆上，或为呕、或为吐、或为哕者，是阴火之邪上冲，而吸入之气不得入，故食不下也。此皆气冲之火，逆胃之脉，反上而作者也。清气在下，则生飧泄者，胃气未病之日，当上行心、肺而营经也。因饮食失节，劳役形体，心火乘于土位，胃气弱而下陷于阴中，故米谷入而不得升，反降而为飧泄也。膈咽之间，交通之气，不得表里者，皆冲脉上行，逆气所作也。盖胃病者，上支两胁，膈咽不通，饮食不下，取足三里是也。《针经》云：清浊相干，乱于胸中，是为大

---

① 膈　原作“鬲”，《丹溪心法附余》本、《医统正脉全书》本均作“膈”，据改。

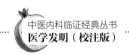
悗。悗者，惑也。气不交通，最为急证。不及去之，诸变生矣。圣人治此有要法：阳气不足，阴气有余，先补其阳后泻其阴。是先令阳气生发在阳分，而后泻阴也。春夏之月，阳气在经，当益其经脉，去其血络。秋冬阳气降伏，当先治其脏腑。若有噎、有塞，塞者，五脏之所生，阴也血也；噎者，六腑之所生，阳也气也。二者皆由阴中伏阳而作也。今立四气用药并治法于后。

冬三月，阴气在外，阳气内藏。当外助阳气，不得发汗；内消阴火，勿令泄泻。此闭藏周密之大要也。盛冬乃水旺之时，水旺则金旺，子能令母实。肺者，肾之母，皮毛之阳，元本虚弱，更以冬月助其令。故病者善嚏，鼻流清涕，寒甚出浊涕，嚏不止。比常人大恶风寒，小便数而欠；或上饮下便，色清而多，大便不调，夜寒无寐。甚则为痰、为咳、为呕、为哕、为吐、为唾白沫，以至口开目瞪，气不交通欲绝者，**吴茱萸丸**主之。

吴茱萸　草豆蔻各一钱二分　桔皮　益智仁　人参　黄芪　升麻各八分　泽泻　白僵蚕　姜黄　柴胡各四分　当归身　炙甘草各六分　木香二分　青皮三分　大麦糵一钱五分　半夏一钱

上件为细末，汤浸蒸饼为丸，如绿豆大。细嚼三十丸，白汤送下，无时。

夏三月大暑，阳气在外，阴气在内。以此病而值此时，是天助正气而挫其邪气，不治而自愈矣。然亦有当愈不愈者，盖阴气极盛，正气不能伸故耳。且如膈咽不通，咽中如梗，甚者前证俱作，治法当从时。利膈丸泄肺火，以黄芪补中汤送下。如两足痿厥，行步恇然，欹侧欲倒，臂臑如折，及作痛而无力，或气短、气促而喘，或不足以息，以黄芪、人参、甘草、白术、苍术、泽泻、猪苓、茯苓、橘皮等作汤，送下滋肾丸一百五十丸。

六、七月之间，湿热之令大行。气短不能言者，加五味子、麦门冬；如心下痞，膨闷，食不下，以上件白术、苍术等汤送下消痞丸五七十丸，更当审而用之。

利膈丸　主胸中不利，痰嗽喘促，脾胃壅滞。

木香七钱　槟榔七钱半　厚朴姜制，二两　人参　藿香叶　当归　炙甘草　枳实麸炒，各一两　大黄酒浸①，焙，秤二两

上为细末，滴水为丸，或少用蒸饼亦可，如桐子大。每服三五十丸，食后诸饮下。

消痞丸　治一切心下痞闷，及积年久不愈者。

黄连去须拣净，炒，六钱　黄芩刮黄色，六钱　姜黄　白

---

① 浸：原作"发"，据《附余》本改。

术各一两 人参四钱 炙甘草二钱 缩砂仁三钱 枳实麸炒黄色，五钱 桔皮四钱 干生姜二钱 半夏汤洗七次，四钱 曲炒黄色，二钱

一方加泽泻、厚朴各三钱 猪苓二钱半。上为极细末，汤浸蒸饼为丸，如桐子大，每服五七十丸至百丸，白汤送下，食后服。

黄芪补中汤

黄芪一钱 人参八分 炙甘草 白术 苍术 桔皮各五分 泽泻 猪苓 茯苓各三分

上咬咀，都作一服，水二盏，煎至一盏去滓，大温送下上件丸药。

本草十剂

宣，可以去壅，姜橘之属是也，此大略言之。盖外感六淫之邪，欲传入里，三阴尚实而不受邪逆，气干胸①中，窒塞不通，而或哕、或呕，所谓壅也。仲景云：呕多，虽有阴阳证，不可攻之，况干哕者乎（三阴者，脾也）！故单用生姜宣散必愈。若呕者，有声而有物，邪在胃系，未深入胃中，以生姜、桔皮治之；或以藿香、丁

———

① 胸 《附余》本作胃。

香、半夏，亦此之类，投之必愈。此天分、气分虚无处，一无所受，今乃滞塞。仲景谓：膈之上属上焦，悉属于表，或有形质之物，因而越之则可，若气壅则不可（越之者，吐也），亦无下之理，破气药也（辛泻气）。若阴虚，秽气逆上，窒、塞、呕、哕，不足之病，此地道不通也。止当用生地黄、当归、桃仁、红花之类，和血、凉血、润血，兼用甘药以补其气，微加大黄、芒硝，以通其闭。大便利，邪气去，则气逆呕哕自不见矣。复有胃中虚热，谷气久虚，发而为呕、哕者，但得五谷之阴以和之（五谷皆属阴，或食、或饮、白汤），皆止呕哕，则呕哕自止。且如小儿班①后，余热不退，痂不收敛，大便不行，是谓血燥②，则当以阴药治血，因而补之，用清凉饮子，通利大便而泻其热也。洁古云：凉风至而草木实。夫清凉饮子，乃秋风撤热之剂。伤寒家邪入于里，日晡潮热，大渴引饮，谵语燥③狂，不大便，是谓胃实，乃可攻之。夫胃气为湿热所伤，以承气汤泻其土实，元气乃得周流，承气之名于此见矣。今哀世人以苦泻火，故备陈之。除热泻火，非甘寒不可；以苦寒泻火，非徒无益，而反害之，故谆谆于此。至如孙真人言：生姜，

---

① 班　通"斑"。班疮，即天花。
② 燥　原作"噪"，形近致误，据《附余》本改。
③ 燥　《附余》本作"躁"。

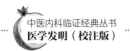
呕家之圣药。谓上焦气壅表实而言之，非以泻气而言之也。

若脾胃虚弱，谷气不行，荣卫下流，清气不上，胸中闭塞，惟益胃推扬①谷气而已，不宜泻也。若妄以泻气、泻血药下之，下之则转增闭塞疼痛，或变作结胸，复下其膈，由此致危者多矣。《针经》说：呵欠、哕、唏、振寒、噫、嚏、嚲、涕泪出、太息、涎下、耳中鸣、自啮舌、颊、唇，视主病者补之，此十二邪者，皆奇邪之走空窍者也。凡邪之所在，皆为不足，宜补而不宜泻。空窍者，胃之清气能通也。胃既虚，则谷气不能上行，是气路不利。《经》云：廉泉、玉英者，津液之道路也。津液不上，胸中气路不开，亦令人哕，勿作外实，以辛药生姜之类，泻其壅滞。盖肺气已虚，而反泻之，是重泻其气，必胸中如刀劙之痛与正结胸无异，亦声闻于外，用药之际，可不慎哉。

通，可去滞，通草、防己之属是也。防己大苦寒，能泻血中大热之滞也，亦能泻大便。与大黄气味同者，皆可泻血滞，岂止防己而已。通草甘淡，能助西方秋气下降，利小便，专泻气滞也。小便气化，若热绝津液之源于肺经，源绝则寒水断流，故膀胱受湿热，津液癃闭

---

① 扬 原作"阳"，音近致误，据《附余》本改。

约缩，小便不通，宜以此治之。其脉右寸洪缓而数，左尺亦然。其证胸中烦热、口燥舌干、咽嗌亦干、大渴引饮、小便淋沥，或闭塞不通、胻酸脚热，此通草主之。凡于通草同者，茯苓、泽泻，灯草，猪苓，琥珀、瞿麦、车前子之类，皆可以渗泄利其滞也。此虽泄气滞小便不利，于肺中有所未尽尔。予昔寓长安，有王善夫病小便不通，渐成中满，腹大坚硬如石，壅塞之极，脚腿坚胀破裂出黄水，双睛凸出，昼夜不得眠，饮食不下，痛苦不可名状，其亲戚辈求治。病人始病不渴，近添呕哕，所服治中满、利小便之药甚多。细思《素问》云：无阳者阴无以生，无阴者阳无以化。膀胱，津液之府，气化乃能出矣。此病小便癃闭，是无阴，阳气不化者也。反利小便之药，皆淡味渗泄为阳，止是气药，谓禀西方燥金之化，自天降地，是阳中之阴，非北方寒水，阴中之阴所化者也。此盖奉养大过，高粱积热，损北方之阴，肾水不足，膀胱，肾之室，久而干涸，小便不化，火又逆上而为呕哕，非膈上所生^①也，独为关，非格^②病也。洁古曰：热在下焦，填塞不便，是治关格之法。今病者内关外格之证悉具，死在旦夕，单治下焦乃可愈。遂处

---

① 生 《附余》本作"主"。
② 格 原作"膈"，音近致误，据《附余》本改。

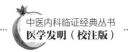
于禀北方之寒水所化，大苦寒气味者黄柏、知母各二两，酒洗之，以肉桂为之引用，所谓寒因热用者也。同为极细末，煎熟水为丸，如桐子大，焙干，空腹，令以沸汤下二百丸。少时来报，药服须臾，如刀刺前阴火烧之痛，溺如瀑泉涌出，卧具尽湿，床下成流，顾盼之间，肿胀消散，故因记之。

或曰：防己之性若何？曰：防己大苦寒，能泄血中之湿热，通血中之滞塞，补阴泄阳，助秋冬泻春夏药也。比之于人，则险而健者也。险健之小人，幸灾乐祸，遇风尘之警，则首为乱阶，然而见善亦喜，逢恶亦怒，如善用之，亦可以敌凶暴之人，保险固之地。此瞑眩之药，圣人有所存而不废耳。大抵闻其臭则可恶，下咽责令人身心为之烦乱，饮食为之减少。至于十二经有湿热，壅塞不通，及治下疰脚气，除膀胱积热，而庇其基本，非此药不可，真行经之仙药，无可代之者。复有不可用者数事：若遇饮食劳倦，阴虚生内热，元气、谷气已亏之病，以防己泄大便，则重亡其血，此不可用一也；如人大渴引饮，是热在上焦肺经气分，宜淡渗之，此不可用二也；若人久病，津液不行，上焦虚渴，宜补以人参、葛根之甘温，用苦寒之剂则速危，此不可用三也；若下焦有湿热，流入十二经，致二阴不通，然后可审而用之耳。

补，可以去弱，人参、羊肉之属是也。夫人参之甘温，能补气之虚；羊肉之甘热，能补血之虚。羊肉，有形之物也，能补有形肌肉之气。凡气味与人参、羊肉同者，皆可以补之，故云属也。人参补气，羊肉补形，形气者，有无之象也。以大言之，具天地两仪者也；以小言之，则人之阴阳气血也。以之养生，则莫重于斯。以天地物类论之，则形者，坤土也，人之脾胃也，乃生长万物也。地欲静，静则万物安，坤元一正之土，亘古不迁者也。耕种之土，乃五行运用者也，动之有时，春耕是也；若冬时动之，令天气闭藏者泄，地气凝聚者散，精气竭绝，万化不安。亦如人之劳役形体，则大病生焉，故曰不妄作劳则明。当静之时，若劳役妄作，则百脉争张，血脉沸腾，精气竭绝，则九窍闭塞，卫气散解。夫以人参、甘草之类，治其已病，曷若救其未病，为拔本塞源之计哉。《内经》云：志闲少欲，饮食有节，起居有常，减其思虑，省语养气，庶几于道，何病之有？如或不慎，病形已彰，若能调其脾胃，使营气旺，清气上升，则四脏各得其所。以气论之，天、地、人三焦之气各异。损其肺者益其气；损其脾胃，调其饮食，适其寒温。黄芪之甘温，能补皮毛之气；人参之甘温、能补肺之气；甘草之甘温，能补脾胃之中经营之气。肺主诸气，气旺则精自生，形自盛，血气以平，故曰阳生

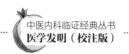
则阴长，此之谓也。血不自生，须得生阳气之药，血自旺矣，是阳主生也；若阴虚单补血，血无由而生，无阳故也。仲景以人参为补血药，其以此欤。乃补气，补血之大略也。

泄，可以去闭，葶苈、大黄之属是也。此二味皆大苦寒，一泄血闭，一泄气闭。盖葶苈之苦寒，气味具厚，不减大黄，又性过于诸药，以泄阳分肺中之闭也。亦能泄大便，为体轻象阳故也。大黄之苦寒，能走而不守，泄血闭也。血闭者，为胃中粗秽有形之物闭塞者也。阴明病，胃家实是也。日晡潮热，大渴躁作，有形之热，故泄其大便，使通和汗出而愈矣。一则治血病，泄大便；一则泄气闭，利小便。若经络中及皮毛分肉间，但有疼痛，一概用牵牛、大黄下之，乖戾甚矣！通则不痛，痛则不通，痛随利减，当通其经络，则疼痛去矣。如轻可以去实，麻黄、葛根之属是也。谓如头痛，当以细辛、川芎之类通之，则无所凝滞，即痛随利减也。臂痛有六道经络，究其痛在何经络之闭，以行本经，行其气血，气血通利则愈矣。若表上诸疼痛便下之则不可，当详细而辨之也。

轻，可以去实，麻黄、葛根之属是也。夫六淫有余之邪，客于阳分皮毛之间，腠理闭拒，谓之实也。实者，营卫气血不行之谓也，宜以轻利①开腠理，致津液通气也，皮毛经络寒邪之实去矣。故二药之体，轻清成象，象气之轻浮也。寒邪为实，轻可以去之，然大同而小异。盖麻黄微苦，为阴之阳，可入足太阳寒水之经。其经循背下行，本寒而又受外寒，汗出乃愈，当以发之；葛根味甘温，可以发足阳明燥火之经，身已前所受寒邪也，非正发汗之药。谓阳明禁发汗、利小便，但解去经络肌肉间寒邪，则气和汗自出矣。麻黄专发汗，去皮毛气分寒邪；葛根和解血分寒邪。乃一阴一阳，能泄表实，不能泄里实。

若饮食劳倦杂病自汗表虚之证，认作有余，便用麻黄发之，汗大出则表益虚。此盖不知表虚宜补其亡阳，闭其自汗，秋冬用桂枝，春夏用黄芪代之。黄芪者，能治虚劳自汗，阳明标病者也。阳明胃主自汗、小便数，若以人参、甘草之类补之，脾胃实，脾胃实者卫气行，卫气行则表自实，表既实，自汗何由而出？清气上行，虽飧泄亦止矣，此治其本也。葛根虽为和解之药，亦不可用，用之则重虚其表。仲景所论内外不足自汗之证，大禁发汗、利小便；若已经发汗，寒邪未去，虽发汗数多，不可禁也；寒邪已去，重发其汗，则脱人元气。若

---

① 利　疑误，或作"剂"。

多汗、小便赤涩，不得利小便，为汗夺津液故也。汗家不得重发汗，小便多不得发汗，汗多不得利小便，小便多不得重利小便，圣人所以切禁此者，为津液乃气血之基本也。一云亡阳，一云脱血，病人重发汗、重利小便，必脱元气，七神无依，则必危困矣。因辨麻黄、葛根之宜禁，故兼及之。

中风同从堕坠论

夫从高坠下，恶血留于内，不分十二经络，圣人俱作风中肝经，留于胁下，以中风疗之。血者，皆肝之所主，恶血必归于肝，不问何经之伤，必留于胁下，盖肝主血故也。痛甚则必有自汗，但人有汗出，皆为风证。诸痛皆属于肝木，既败血凝泣，从其属入于肝也。从高坠下，逆其上行之血气，非肝而何？非伤风无汗，既自汗，必是风①化也。以破血行经之药治之。

复元活血汤　治从高坠下，恶血留于胁下，疼痛不可忍。

柴胡五钱　瓜蒌根　当归各三钱　红花　甘草各二钱　大黄酒浸，一两　穿山甲炮，二钱　桃仁酒浸，去皮尖，研如泥，

----

①　风　原无，句意不明，据文意补。

五十个

《黄帝针经》云：有所堕坠，恶血留内，若有所大怒，气上而不下，积于胁下则伤肝。肝胆之经，俱行于胁下，经属厥阴少阳，宜以柴胡为引，用为君。以当归和血脉。又急者，痛也，甘草缓其急，亦能生新血_{甘生血}。阳生阴长故也，为臣。穿山甲、瓜蒌根、桃仁、红花，破血润血为之佐。大黄酒制，以荡涤败血为之使。气味和合，气血各有所归，痛自去矣。

上件除桃仁外，剉如麻豆大，每服一两，水一盏半，酒半盏，同煮至七分，去滓，大温服之，食前，以利为度。得利痛减，不尽服。

乳香神应散　治高坠下，疼痛不可忍，及腹中疼痛。

乳香　没药　雄黑豆　桑白皮　独科栗子_{各一两}　破故纸_{二两，炒香}

上为细末，每服五钱，醋一盏，于砂石器内煎至六分，入麝香少许，去滓温服。

当归导滞散　治落马坠车，打扑损伤，瘀血，大便不通，红肿青黯，疼痛昏闷，畜血内壅欲死。

川大黄_{一两}　川当归_{三两}　麝香_{少许}

上三味，除麝香另研外，为极细末，入麝香研匀。每服三钱，热酒一盏调下，食前。内瘀血去，或骨节伤折，疼痛不可忍，以定痛接骨紫金丹治之。

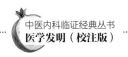

紫金丹

川乌头炮　草乌头炮，各一两　五灵脂　木鳖子去壳
骨碎补　威灵仙　金毛狗脊　自然铜醋淬七次　防风各半
两　地龙去土　乌药　青皮去白　陈皮去白　茴香各半钱
乳香　没药　红娘子　麝香各二钱半　黑牵牛半钱　禹余
粮石醋炒，四两

上为细末，醋面糊为丸，如桐子大。每服十丸至二
十丸，温酒送下。病在上，食后；病在下，食前。

圣灵丹　治打扑损伤及伤折，疼痛不可忍者。

乳香五钱　乌梅去核，五个　白米一捻　莴苣子一大盏，
炒黄，取二两八钱

上为细末，炼蜜和丸，如弹子大。每服一丸，细
嚼、热酒送下。吃了一伏①时，不痛勿服；如痛，再服。

卫气留于腹中畜积不行

卫气留于腹中，积蓄不行，脉弦急及腹皮急，菀蕴
不得常所，支胁胃中满，喘呼逆息者。

调中顺气丸　治三焦痞滞，水饮停积，胁下虚满，
或时刺痛。

---

① 伏　通"服"。

木香　白豆蔻仁　青皮去白　陈皮去白　京三棱炮，

各一两　大腹子　半夏汤洗七次，各二两　缩砂仁　槟榔

沉香各半两

上为细末，水糊为丸，如桐子大。每服三十丸，渐加至五十丸，煎陈皮汤下。

沉香导气散　治一切气不升降，胁肋刺痛，胸膈痞塞。

沉香二钱半　人参半两　槟榔二钱半　乌药一两，锉　诃子肉半两　麦蘖一两，炒　白术一两　神曲一两，炒　香附子一两半，炒　紫苏叶一两　姜黄　红皮各四两　京三棱炮广茂炮　益智仁各二两　炙甘草四两　大腹皮锉、炒，半两厚朴姜制，一两

上为极细末，每服二钱，食前沸汤点服。

浊气在上则生䐜胀

清气在下，则生飧泄，浊气在上则生䐜胀，此阴阳反作，病之逆从也。饮食失节则为胀；又湿热亦为胀。右关脉洪缓而沉弦，脉浮于上，是风湿热三脉合而为病也。是脾胃之令不行，阴火亢甚，乘于脾胃，故膈咽不通，致浊阴之气，不得下降，而大便干燥不行。胃之湿与客阴之火俱在其中，则胀作。使幽门通利，泄其阴

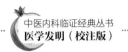

火，润其燥血，生益新血，则大便不闭，吸门亦不受邪，浊阴得下归地也。《经》云：中满者，泄之于内，此法是也。

木香顺气汤　治浊气在上，则生䐜胀。

木香三分　厚朴姜制，四分　青皮去白　陈皮　益智仁　白茯苓去皮　泽泻　干生姜　半夏汤洗　吴茱萸各二分　当归　人参五各分　升麻　柴胡各一分　草豆蔻面裹烧，去皮，三分　苍术泔浸，三分

上㕮咀，都作一服，水二大盏，煎至一盏，去滓，大温服，食前。忌生冷硬物及怒。

《经》云：留者行之，结者散之，以柴胡、升麻苦平，行少阳、阳明二经，发散清气，运行阳分，为君。以生姜、半夏、草豆蔻仁、益智仁，辛甘大热，消散中寒为臣。厚朴、木香、苍术、青皮，苦辛大温，通顺滞气。当归、人参、陈皮，辛甘温，调和荣卫，滋养中气。浊气不降，以苦泄之，吴茱萸苦热，泄之者也。气之薄者，阳中之阴，茯苓甘平，泽泻咸平，气薄，引导浊阴之气，自天而下，故以为佐。气味相合，散之，泄之，上之，下之，使清浊之气，各安其位也。

范天騋夫人，先因劳役，饮食失节，加之忧思气结，病心腹胀满，且食则不能暮食，两胁刺痛。诊其脉弦而细。至夜，浊阴之气，当降而不降，䐜胀尤甚。大

抵阳主运化，饮食劳倦，损伤脾胃，阳气不能运化精微，聚而不散，故为胀满。先灸中脘，乃胃之募穴，引胃中生发之气，上行阳道，又以前药助之，使浊阴之气，自此而降矣。

沉香交泰丸　治浊气在上，而扰清阳之气，郁而不伸，以为䐜胀。

沉香　白术_{去皮，各三钱}　枳实_{麸炒，去穰}　吴茱萸_{汤洗}白茯苓_{去皮}　泽泻　当归_洗　木香　青皮_{去皮，各二钱}　大黄_{酒浸，一两}　厚朴_{姜制，五钱}

上件各拣净，同为细末，汤浸蒸饼为丸，如桐子大。每服五十丸，至七八十丸，温白汤下，食前，微利即止。

呕咳气喘

所谓呕咳上气喘者，阴气在下，阳气在上，诸阳气浮，无所依从，故呕咳上气喘也。

加减泻白散　治阴气在下，阳气在上，咳嗽呕吐喘促。

桑白皮_{一两}　地骨皮_{七钱}　甘草　陈皮　青皮_{去白}五味子　人参_{去芦，各五钱}　白茯苓_{三钱}

上件㕮咀，每服四钱，水一盏半，入粳米十粒，同

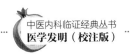

煎至一盏，去滓，大温服，食后。

神秘汤 治病人不得卧，卧则喘者，水气逆上乘于肺，肺得水而浮，而使气不通流，其脉沉大，宜此治之。

橘皮洗　生姜　紫苏叶　人参　桑白皮锉，炒，各半两　木香　白茯苓去皮，各三钱

上㕮咀，以水三升，煎至一升，去滓，大温，分三服。

加减三奇汤 治咳嗽上气，痰涎喘促，胸膈不利。

桔梗去芦，半两　半夏汤洗，七钱　陈皮去白　甘草　青皮去白，各五钱　人参去芦，五钱　杏仁三钱，研　五味子四钱　加紫苏叶　桑白皮各五钱

上㕮咀，每服四钱，水二大盏，生姜三片，煎至一盏，去粗，大温服，食后。

饮食劳倦篇

古之至人，穷尽阴阳之化，究乎生死之际，所著《内经》，悉言人以胃气为本。人受水谷之气以生，所谓清气、营气、运气、卫气、春升之气，皆胃气之别称也。夫胃为水谷之海，饮食入胃，游溢精气，上输于脾；脾气散精，上归于肺；通调水道，下输膀胱。水精四布，五经并行，合于四时，五脏阴阳，揆度以为常也。

苟饮食失节，寒温不适，则脾胃乃伤；喜怒忧恐，劳役过度，而损耗元气。既脾胃气衰，元气不足，而心火独盛。心火者，阴火也。起于下焦，其系于心。心不主令，相火代之。相火，下焦包络之火，元气之贼也。火于元气不两立，一胜则一负。脾胃气虚，则下流于肾肝，阴火得乘其土位。故脾胃之证，始得之则气高而喘，身热而烦，其脉洪大而头痛，或渴不止，其皮肤不任风寒，而生寒热。盖阴火上冲，则气高而喘，身寒热，为头痛，为渴，而脉洪大。脾胃之气下流，使谷气不得升浮，是春生之令不行，则无阳以护其营卫，故不任风寒，乃生寒热，此皆脾胃之气不足所致也。

然而外感风寒所得之证颇同而实异。内伤脾胃，乃伤其气；外感风寒，乃伤其形。伤其外为有余，有余者泻之；伤其内为不足，不足者补之。汗之、下之、吐之、克之之类，皆泻也；温之、和之、调之、养之之类，皆补也。内伤不足之病，苟误认作外感有余之病，而反泻之，则虚虚其也。实实虚虚，损不足而补有余，如此死者，医杀之耳！然则奈何？曰：惟当以辛甘温之剂，补其中而升其阳，甘寒以泻其火则愈矣。劳者温之，损者温之，温能除大热，大忌苦寒之药泻其土耳。今立**补中益气汤**主之。

黄芪半钱，病甚劳役热甚①者一钱　当归身二钱，酒焙干或日干，以和血脉　人参去芦，三钱，有嗽去之　白术三分，以调中气　柴胡二分，引清气上升，行少阳之经　炙甘草半钱　升麻二分，引胃气上腾，而复其本位，便是行春升之令　橘皮三分，以导滞气，又能益元气，得诸甘药迺②可　一方加白芍药、黄柏、红花

上件㕮咀，都作一服，水二盏，煎至一盏，去粗，大温服食远。

夫脾胃虚者，因饮食劳倦，心火亢盛而乘其土位。其次肺气受邪，须用黄芪最多，甘草、人参次之。脾胃一虚，肺气先绝，故用黄芪以益皮毛而闭腠理，不令自汗损其元气，上喘气短，人参以补之。心火乘脾，须炙甘草之甘，以泻火热而补脾胃中元气。若脾胃急痛并大虚腹皮急缩者，最宜多用，急者缓之。白术苦甘温，除胃中热，利腰脐间血。胃中清气在下，必加升麻，柴胡以引之，引黄芪、甘草上升，能补卫气之散解，以缓带脉之缩急。二味苦平味薄者，阴中之阳，而引清气上升也。黄芪、人参、甘草三味，皆甘温，为主用，脾胃虚乃必用之药。气乱于胸，为清浊相干，用去白橘皮以理之，又能助阳气上升以散滞气，助诸甘辛为用也。口

---

① 甚　原脱，据《附余》本补。
② 迺　原脱，据《附余》本补。

干、嗌干者，加葛根。脾胃气虚，不能升浮，为阴火伤其生发之气，荣血大亏，营气不营，阴火炽盛，是血中伏火，日渐煎熬，血气日减，心包与心主血，血减则心无所养，致使心乱而烦，病曰为悗。悗者、心惑而烦闷不安也。故加辛甘微温之剂生阳，阳生则阴长。或曰：甘温何能生血？云：仲景之法血虚以人参补之，阳旺则能生阴血；更加当归和之。又宜加黄柏以救肾水，能泻阴中之伏火。如烦犹不止，少加生地黄补肾水，水旺而心火自降。如气浮心乱，以**朱砂安神丸**镇固之则愈。

朱砂五钱，另研，水飞阴干，秤　黄连去须拣净，酒洗，秤，六钱　炙甘草五钱半　生地黄二钱半　当归去芦，二钱半

上件四味，为细末，另研朱砂，水飞如尘，阴干为衣，汤浸蒸饼为丸，如黍米大。每服一十五丸，津唾咽之，食后。

热淫所胜，治以甘寒，以苦泻之。以黄连之苦寒，去心烦，除湿热，为君。以甘草、生地黄之甘寒，泻火补气，滋生阴血，为臣。以当归补其血不足。朱砂纳浮溜之火，而安神明也。

四时用药加减法

长夏湿土，客邪大旺，加苍术、白术、泽泻，上下

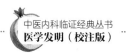

分消其湿热之气。湿热大胜，主食不消，故食减，不知谷味，则加曲以消之。加五味子、麦门冬，助人参泻火益肺气，助秋损也。在三伏中为圣药。堵塞咽喉，阳气不得出，病名曰塞；阴气不得降，病名曰噎。噎塞迎逆于咽喉胸膈之间，令诸经周身阳气不行，令人口开目瞪，气欲绝者何也？清气在阴，浊气在阳，清浊相干，乱于胸中，是为大悗。夏月加青皮、陈皮、益智、黄柏，泄阴火之上逆，或以消痞丸、滋肾丸各七八十丸，则愈。冬月加吴茱萸，大热大辛苦之味，以泻阴寒之气，则愈。食不消者加炒曲（空心、约宿食消尽服之，待少时，以美膳压之，不令胃中停留也）。食不下，乃胸中有寒，胃上有寒，或气涩滞，加青皮、陈皮、木香，此三味为定法。冬月加益智仁、草豆蔻仁；夏月少加黄芩、黄连；秋更加槟榔、草豆蔻仁、缩砂仁、白豆蔻仁；如春初犹寒，更少加辛热之剂，以补春气之不足，为风药之佐，益智、草豆蔻可也。

冬月咳嗽者，加不去节麻黄半钱，如秋凉亦加。如春月天温，只加佛耳草、款冬花各三分。若痰嗽久病，肺中伏火者，去人参防痰嗽增益耳。然调和阴阳血气之际，甘温为必用之药。脉洪大，兼见热证，少加黄芩、黄连、生地黄、甘草。

脉缓，显沉困怠堕无力者，湿胜也。加苍术、泽泻、人参、白茯苓、五味子。

脉涩，气滞涩者，加当归身、木香、天门冬、青陈皮；觉寒者，加桂枝、黄芪_{不足病虽见热证，须加寒热药，不宜多，以从权}。

头痛有痰，沉重懒倦者，乃太阴痰厥头痛，加半夏半钱，生姜三二分。若更烦乱，如腹中或周身有刺痛，皆血涩不足，加当归身。

胁下急，或痛甚，俱加柴胡、甘草、人参①。

腹中气上逆者，冲脉逆也，加黄柏三分、黄连二分以泻之。

多唾，或唾白沫，胃口上停寒也，加益智仁。

如少气不足以息，服正药二三服，犹气短促，此膈上及皮表间有寒所遏，当引阳气上升则愈，多加羌活、独活、升麻、柴胡，藁本次之，黄芪倍之。扪之而肌热者，表证也，只服正药一二服，得微汗则已。

躁热作蒸蒸而热者，肾间伏火上腾也，加黄柏、生地黄各三分。脚膝痿软，行步乏力，或痛，乃肾肝伏热，少加黄柏，空心服；如不愈，更加汉防己半钱则愈，使脚膝中气力涌出矣。

脉缓有痰而痞，加半夏、黄连。

---

① 人参：《内外伤辨惑论》《脾胃论》均无，据文意当删。

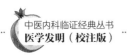

脉弦，四肢满闷，便难而心下痞，加黄连、柴胡、甘草。

大便秘燥，心下痞，加黄连、桃仁，少加大黄、当归身。

心下痞，夯闷者，加白芍药、黄连。

心下痞，腹胀，加五味子、白芍药、缩砂仁；如天寒，少加干姜或中桂。

心下痞，觉中寒，加附子、黄连。

心下痞，呕逆者，加黄连、生姜、橘皮；冬月，不加黄连、少加木香、藿香叶。

能食而心下痞，加黄连半钱、枳实三分。

胸中气滞，加去白青皮。

嗌痛、颔肿，脉洪大，面赤者，加黄芩、桔梗、甘草。

耳鸣、目黄，颊颔肿，头、肩、臑、肘、臂外后廉痛，面赤，脉洪大者，以羌活、防风、甘草、藁本，以通其经血；加黄芩、黄连，消其肿；人参、黄芪，益元气而泻火邪。如脉紧，面白喜嚏，或面色恶者，皆寒也，亦加羌活等四味，当泻足太阳也，不用寒药。

小便遗失，肺金虚也，宜安卧养气，以黄芪、人参之类补之。不愈，是有热也，加黄柏、生地黄。切禁劳役。

卧而多惊，小便淋溲者，邪在少阳、厥阴，亦宜太阳经所加之药，更添柴胡半钱。如淋，加泽泻半钱。此下焦风寒合病也，肾肝之病同一治，为俱在下焦，非风药行经则不可，乃受客邪之湿热也，宜升举发散以除之。

头痛，加蔓荆子半分；痛甚，加川芎二分。顶痛、脑痛，加藁本三分。若苦头痛，加细辛二分。诸头痛，并用此四味足矣。

脐下痛者，加熟地黄三分；不已者，大寒也。其寒从传变中来，加肉桂三分。遍阅内经少腹痛皆寒，非伤寒厥阴之证也。仲景以抵当汤、丸主之，乃血结下焦膀胱。

身有疼痛及身重者，湿也。以五苓散主之。如风湿相搏，一身尽痛，加羌活、防风各半钱，升麻、柴胡各半钱，藁本、苍术各一钱。所以然者，为风药也，能胜湿，故另作一服与之。

肩背痛，汗出，小便数而欠者，风热乘肺[①]，肺气郁甚[②]也，当泻风热则愈，以**人参益肺散**主之。

柴胡　升麻　黄芪各一钱　羌活　防风　人参　甘草各半钱　藁本三分　陈皮半钱　青皮　黄芩　白豆蔻

---

① 肺　原作"脾"，抄刻致误，据《附余》本改。
② 甚　原作"长"，形近致误，据《附余》本改。

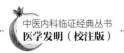

仁各三分

上哎咀，都作一服，水二盏，煎至一盏，去滓，温服，食后。如面色白，脱色，气短者，不可服。

肩背痛，不可回顾者，此手太阳气郁而不行，以风药散之。

脊痛项强，腰似折，项似拔者，此足太阳经不通行，以**通气防风汤**主之。

羌活　独活各一钱　藁本　防风　甘草各半钱　川芎　蔓荆子各三钱

上哎咀，都作一服，水二盏，煎至一盏，去滓，温服，空心。如身重，腰沉沉然，经中有寒湿也，更加酒洗汉防己半钱，轻者附子，重者川乌头。

腹中痛，不恶寒，加黄芩、芍药。

腹中痛，恶寒而脉弦者，小建中汤。如脉沉细者，理中汤之类主之。

腹痛在寒凉之时，加半夏、益智、草豆蔻之类。

胃脘当心而痛，气欲绝者，胃虚之极也，俗言心痛①，以**草豆蔻丸**主之。

草豆蔻一钱四分，面裹烧熟，去皮取仁　吴茱萸汤去苦，焙，秤　益智仁　橘皮　白僵蚕　黄芪　人参各八分　生

---

① 痛　原脱，据《附余》本补

甘草　炙甘草　当归身　青皮各六分　神曲末　姜黄各四分　桃仁去皮尖，汤浸，七个　泽泻一钱，小便数减半　半夏汤洗七次，一钱　大麦蘖炒黄，钱半　柴胡四分，详胁下痛多少用之

上一十八味，除桃仁另研如泥外，为极细末，同研匀，汤浸蒸饼为丸，如桐子大。每服三十丸，热白汤送下，食远，旋斟酌多少用之。

夫脾胃之证，始则热中，终则寒中。阴盛生内寒，厥气上逆，寒气积于胸中，是肾水反来侮土，此谓所胜者妄①行也。作中满腹胀，作涎，作清涕，或多溺，足下痛，不能任身履地，骨之无力，喜睡，两丸多冷，时作阴阴而痛。或妄见鬼状，梦亡人，腰背、胂眼、腰脊皆痛而不渴不泻，不渴不泻则温气去寒独留，寒独留则血凝泣，血凝泣则脉不通，故其脉盛大以涩，曰寒中。当以白术附子汤主之。

白术　附子炮，去皮脐　苍术　陈皮　厚朴姜制　半夏汤洗，七次　茯苓　泽泻各一两　猪苓去皮，半两　肉桂四分

上件锉如麻豆大，每服五钱，水三盏，生姜三片，同煎至一盏，去滓，食前，温服之。量病人虚实，加减多少。

---

① 妄　原误作"亡支"二字，据《附余》本改。

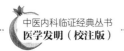
滑脉生癞疝

丁香楝实丸 治男子七疝痛不可忍，妇人瘕聚带下，皆任脉所主，阴经也，乃肾肝受病，治法同归于一。

当归去芦，锉碎 附子炮制，去皮脐，锉 川楝子锉碎 茴香炒

上四味，各一两，锉碎，以好酒三升同煮，酒尽为度，焙干，作细末，每秤药末一两，再入下项药：丁香 木香各二钱 全蝎十三个 玄胡一两

上四味，同为细末，入在前项当归等药末内，拌和，酒糊为丸，如桐子大。每服三十丸至一百丸，温酒送下，空心、食前。

凡疝气带下，皆属于风，全蝎治风之圣药。茴香、川楝子，皆入小肠经。当归、玄胡，和血止痛。疝气、带下，皆积寒邪入小肠之间，故以附子佐之；丁香、木香为引导也。

天台乌药散

天台乌药 木香 茴香炒 青皮去白 良姜炒，各半两 槟榔锉，二个 川楝子十个 巴豆七十个

上八味，先以巴豆微打破，同楝实用麸炒，候黑色，豆麸不用，外为细末。每服一钱，温酒送下。疼甚

者，炒生姜热酒下，亦得。

茴香楝实丸

川楝子_炒　茴香　山茱萸　食茱萸　山茱萸_{汤洗}　青橘皮　马蔺花_{醋炒}　芫花各一两

上为极细末，醋糊为丸，如桐子大。每服三十丸，温酒送下，食前。量人虚实加减丸数，以利为验。

川苦楝散

木香_{一两，另为细末}　茴香_{拣净，一两，盐一匙，一处炒，茴香黄色，去盐不用}　川楝子_{一两，锉碎，用巴豆一十个，微破皮，与川楝子一处炒，不用巴豆}

上件为极细末，每服二钱，温酒一盏调下，空腹。

大抵此疾，因虚得之，不可以虚而骤用补药。邪之所凑，其气必虚，留而不去，其病则实，故必先涤所蓄之邪，然后补之，是以诸方多借巴豆气者，盖为此。

下之则胀已汗之则疮已

东南二方者，在人则为丙小肠热，甲胆风。小肠与胆，皆居其下，其性炎上。其疮外有六经之形证，内无便溺之阻隔，饮食如故，清便自调，知不在里，非疽疮也，止痈疖也。小则为疖，大则为痈。其邪所受于下，风湿之地气，自外而来侵，加于身者也。《经》云：营气不从，逆于肉理，乃生痈肿。诸痛痒疮，皆属心火。此疮自外而入是丙小肠左迁入于胆作痛而非痒也。此二方皆主血，血病必痛。此元气不足，营气逆行，其疮初出，未有传变，在于肌肉之上，皮毛之间，只于风热六经所行经络地分出矣，宜泻其风湿热。医者只知阴覆其阳则汗也。此宜发汗者，乃湿热郁其手、足少阳，致血脉凝逆，使营卫周身元气消弱也。其风热郁滞于下，其面色必赫赤而肿，微黯色（东方青，埋没之色也）。风木之性上冲，颜必忿色，其人多怒，其疮之色，亦赫赤肿硬，微带黯色。其疮之形势，亦奋然高起，结硬而作痛也。其脉止在左手，左手主表，作寸外洪缓，作关洪缓而弦。是客邪在于血脉之上，皮肤之间，宜急发其汗，而通其营卫，则邪气去矣。以**托里营卫汤**主之。

黄芪半两　柴胡二钱　羌活　防风　当归身各一钱半
连翘二钱　炙甘草　人参各一钱　苍术三钱　生黄芩①一钱
半　红花　桂枝各五钱

上㕮咀，都作一服，水酒各一大盏，同煎至一盏，去滓，大温服。

沉香海金砂丸　治一切积聚，脾湿肿胀，肚大青筋，羸瘦恶证。

---

① 生黄芩　《附余》本作生地黄。

沉香二钱　海金砂一钱半　轻粉一钱　牵牛头末一两

上各秤分两，同为细末，研独科蒜如泥为丸，如桐子大。每服三十丸或五十丸，煎白沸灯心、通草汤送下，空腹，食前。量大小虚实，加减丸数，取利为验。

续随子丸　治通身虚肿，喘闷不快。

人参　汉防己　赤茯苓面蒸　木香　槟榔各半两　续随子　海金砂五钱，另炒　苦葶苈四两，纸隔炒

上件为细末，枣肉为丸，如桐子大。每服二三十丸，煎桑根白皮汤送下

海金砂散　治脾湿太过，通身肿满，喘不得卧，腹胀如鼓。

牵牛一两半，半生半炒　甘遂半两　海金砂半两①

上为细末，每服二钱，煎倒流水一盏调下，食前。得宣利，止后服。

太阴所至为蓄满霍乱吐下

木香塌气丸　治中满腹胀，下虚虚损者。

陈皮去白　萝卜子炒，各半两　胡椒　木香　草豆蔻面裹烧，去皮　青皮去白，各三两　蝎尾去毒，二钱半

---

①　海金砂　原无用量，据《附余》本补。

上为细末，水糊为丸，桐子大。每服三十丸，温米饮送下，食后。忌服白粥百日，重者一年。小儿麻子大，桑白皮汤送下十丸，日三服；大人，桐子大四十丸。如阴囊洪肿水冷，次用沧盐、干姜、白面各三钱，水合交，摊纸上，涂用。

广茂溃坚汤 治中满腹胀，内有积块，坚硬如石，令人坐卧不能，大小便涩滞，上喘气促，面色痿黄，通身虚肿。

厚朴 黄芩 草豆蔻 益智仁 当归_{各半钱} 黄连_{六分} 半夏_{七分} 广茂 红花 吴茱萸 升麻_{各二分} 生甘草 柴胡 泽泻 神曲 青皮 橘皮_{各三分} 如渴，加葛根四分。

上㕮咀，都作一服。水二盏，先浸少时，煎至一盏，去滓，大温服，食前。

导滞通经汤 治脾湿有余，及气不宣通，面目手足浮肿。

陈皮 桑白皮 白术 木香 茯苓_{去皮，各一两}
霖雨时，加泽泻半两。

上㕮咀，每服五钱，水二盏，煎至一盏。去粗，大温服，食前。

赤茯苓丸 治脾湿太过，四肢肿满，腹胀喘逆，气不宣通，小便赤涩。

葶苈四两，炒　防己二两　赤茯苓一两　木通半两

上件为细末，裹肉为丸，如桐子大。每服三十丸，煎桑白皮汤送下，食前。

诸脉按之无力所生病证 并治法

六脉中之下得弦细而涩，按之无力，腹中时痛，心胃控睾，阴阴而痛；或大便泄泻[1]，鼻不闻香臭，清浊涕不止，目中泣出，喘喝痰嗽，唾出白沫，腰沉沉苦痛，项背胸皆时作痛，目中流火，口鼻恶寒，时头痛目眩，苦振寒不止；或嗽，或吐，或呕，或哕，则发躁，蒸蒸而热，如坐甑中，必得去衣居寒处，或饮寒水，则便过。其振寒复至，气短促，胸中满闷而痛，必有膈咽不通，欲绝之状，甚则目瞪，声闻于外，而泪涕涎痰大作，方过，其发躁须臾而已，振寒复至，或面白而不泽者，脱血也。悲愁不乐，情惨惨，意悲悲，健忘，或善嚏间出，此风热大损，寒水燥金之复也。如六脉细弦而涩，按之空虚，此大寒证，亦伤精气，以辛甘温、甘热滑润之剂，大泻西方、北方则愈。

姜附汤　治中寒口噤，四肢强直，失音不语，或卒

---

[1]　泻　原作"洩"，与上泄字重，据《附余》本改。

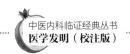
然晕倒，口吐涎沫，状如冒风，手足厥冷，或腹烦躁。兼治阴证伤寒，大便自利而发热者。

干姜　熟附子_{各二两}

上㕮咀，每服四钱，水一盏半，煎至七分。去相，温服。

或虑次药大燥，即以附子理中汤相继服饵。姜附本治伤寒经下之后，又复发汗，内外俱虚。身无大热，昼则烦躁，夜则安静，不呕不渴，六脉沉伏，并宜服此。不知脉者，更须审之。兼治中脘虚寒，久^①积痰水，心腹冷痛，霍乱转筋，四肢厥逆。

一方附子生用者，名曰白通汤，治伤寒发热，大便自利。一方用白通汤加白术倍之，甘草减半，名生附白术汤。治中风湿，昏闷恍惚，腹满身重，手足缓纵，漐漐自汗，失音不语，便利不禁。

一方用姜附汤，加麻黄、白术、人参、甘草等份，名附子麻黄汤，治中寒湿，昏晕缓弱，腰背强急，口眼㖞斜，语声浑浊，心腹膜胀，气上喘急，不能动转。以上证候，更宜审而用之。

沉香桂附汤

沉香　附子_{炮，去皮脐}　干姜_炮　良姜_{锉，炒}　官桂_去

---

① 久　原作"人"，据《附余》本改，义胜。

皮　茴香炒　川乌头炮，去皮脐，锉作小块子，如豆大，再炒令黄用　吴茱萸汤浸洗去苦，炒

上各一两，为细末，用好醋煮面糊为丸，如桐子大。每服五七十丸，熟米饮送下，空腹，食前，日进二服。忌生冷硬物。

十全大补汤

人参　肉桂　川芎　熟地黄　茯苓去皮　白术　甘草　黄芪　当归去芦　白芍药

上件一十味，锉为粗末，每服二钱，水一盏，入生姜三片，枣二枚，同煎至七分，去滓，温服，不拘时候。

诸腹胀大皆属于热

诸腹胀大，皆属于热，此乃八益之邪，有余之证，自天外而入。是感风寒之邪传里，寒变为热，作胃实。日晡潮热，大渴引饮，谵语。是太阳阳明并，大实大满者，大承气汤下之。少阳阳明，微满实者，小承气汤下之。泄之则胀已，此之谓也。假令痎疟为胀满，亦有寒胀、热胀，是天之邪气，伤暑而得之，不即时发，至秋暑气衰绝，而疟病作矣。知其寒也，局方用交解饮子者是也。

内虚不足，寒湿令人中满，及五脏六腑，俱有胀

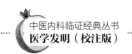

满，更以脉家寒热多少较之。胃中寒，浊气在上，则生胀满，胀取三阳。三阳者，足太阳膀胱，寒水为胀。腹暴满，按之不下，取太阳经络者，胃之募也，正同。腹满膜胀，支膈肤胁，下厥上冒，过在太阴阳明，此胃中寒湿郁遏也。太阴膜胀，后不利，不欲食，食则呕，不得卧，按所说寒胀之多如此。

中满治法，当开鬼门，洁净府。开鬼门者，谓发汗也；洁净府者，利小便也。中满者，泻之于内，谓脾胃有病，当令上下分消其气。下焦如渎，气血自然分化，不待泄滓秽。如或大实大满，大小便不利，从权以寒热药下之。或伤酒湿面及味厚之物，膏粱之人，或食以便卧，使湿①热之气，不得施化，致令腹胀满，此胀亦是热胀。治热胀，分消丸主之。

如或多食寒凉，及脾胃久虚之人，胃中寒则胀满，或藏寒生满病，以治寒胀，中满分消汤主之。病势大小，用药轻重，临时加减，不敢少越耳。

中满分消丸　治中满鼓胀，气胀、水气胀、大热胀，不治寒胀。

黄芩去腐，锉，炒，半两　姜黄　白术　人参去芦　炙甘草　猪苓去黑皮，各一钱　黄连去须锉，炒，半两　白茯苓

---

①　湿　原作"温"，形近致误。

去皮　缩砂仁　干生姜各一钱　枳实麸炒黄　半夏汤浸七次，

各五钱　厚朴姜制，一两　知母锉，炒，四钱　泽泻三钱　陈

皮三钱

上细碾茯苓、泽泻、生姜，各为末，另秤外，共为
极细末，秤入上三味和匀，水浸蒸饼为丸，如桐子大。
每服一百丸，焙热，白汤送下寒因热用，故焙热服之，食远。
量病人虚实加减。

中满分消汤　治中满寒胀，寒疝，大小便不通，阴
躁，足不收，四肢厥逆，食入反出。下虚中满，腹中寒，
心下痞，下焦躁，寒，沉厥，奔豚不收，并宜服之。

益智仁　半夏　茯苓　木香　升麻各三分　川乌头
泽泻　人参　青皮　当归　生姜　麻黄　柴胡　干姜
荜澄茄　黄连各二分　黄芪　吴茱萸　草豆蔻　厚朴各二
钱　黄柏半钱，使药，又为热因寒用。

上件锉如麻豆大，都作一服，水二大盏，煎至一
盏，去滓，大温服，食前。大忌房劳、酒、湿面，生冷
硬物。

诸呕吐酸皆属于热

藿香安胃散　治脾胃虚弱，不能饮食，呕吐，不待
腐熟。

藿香　丁香　人参各二钱半　橘皮半两

上件四味，为细末，每服二钱，水一盏，生姜三片，同煎至七分。和滓冷服，食前。

加减二陈汤　治痰饮为患，或呕吐恶心，或头眩心悸，或中脘不快，或发为寒热，或因食生冷，脾胃不和，并宜服之。

丁香一两　半夏　橘红各五两　茯苓三两　炙甘草一两半

上咬咀，每服四钱，水一盏半，生姜七片，乌梅一个，煎至六分，去滓，热服，不拘时候。治痞疾，加草豆蔻一两半，面裹烧熟用。

诸痿喘呕皆属于上<small>今立热喘寒喘二方</small>

人参平肺散　治心火刑①肺，传为肺痿，咳嗽喘呕，痰涎壅盛，胸膈痞满，咽嗌不利。

桑白皮一两　知母七钱　炙甘草半两　地骨皮五钱　五味子三百个　茯苓　青皮　人参各四钱　陈皮五钱，去白　天门冬去心，四钱

上件咬咀，水二盏，煎至一盏，去滓，温服，食后。

---

①　刑　原作"形"，形近致误。

如热甚，加黄芩四钱、紫苏叶五钱、半夏五钱，洗。

参苏温肺汤 治形寒饮冷伤肺，喘嗽烦心，胸满，气不得宣畅。

人参　紫苏叶　甘草各五钱　肉桂　五味子　木香各四钱　陈皮去白　白术各六钱　半夏姜制　白茯苓去皮，各半两　桑白皮一两

上件为粗末，每服五钱，水一盏半，生姜三片，同煎至八分，去滓，大温服，食后。如冬寒，每服中加不去节麻黄半钱，先煎去沫，下诸药。

诸脉有关有格有覆有溢

滋肾丸 治渴而小便闭，邪热在血分也。

黄柏三两，细锉，酒拌阴干，秤　知母二两，酒浸阴干，秤肉桂一钱半

上二味，气味俱阴，以同肾气，故能补肾而泻下焦火也。桂与火邪同体，故曰寒因热用。凡诸病在下焦，皆不渴也。熟水为丸，白沸汤送下。

清肺饮子 治渴而小便闭，邪热在气分也。

茯苓去皮　猪苓去皮　白术各三钱　泽泻　琥珀　瞿麦　桂各半钱　灯心一分　木通七分　车前子炮，二钱　通草二分　萹蓄七分

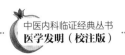
上为极细末，每服五钱，水一盏半，煎至一盏，带热服。或锉如麻豆大，作汤煎服亦可。《局方》中八正散、仲景五苓散亦宜用。

损其肾者益其精

肾有两枚，右为命门相火，左为肾水，同质而异事也。夫损者，当损①何脏而治之，形不足者，温之以气，精不足者，补之以味。气化精生，味和形长，无阴则阳无以化，当以味补肾真阴之虚，而泻其火邪，以封髓丹、滋肾丸、地黄丸之类是也。阴本既固，阳气自生，化成精髓。若相火阳精不足，宜用辛温之剂，世之用辛温之药者，治寒甚之病，非补肾精也。

还少丹　大补心肾脾胃，治一切虚损，神志俱耗，筋力顿衰，腰脚沉重，肢体倦怠，血气赢乏，小便浑浊。

干山药　牛膝酒浸一宿，焙干　远志　山茱萸　白茯苓　五味子　巴戟酒浸，去心　石菖蒲　肉苁蓉酒浸一宿，切，焙干　枳实各一两　枸杞一两半　杜仲去皮，姜汁并酒合涂，炙热　舶上茴香各一两　熟地黄一两半

上为细末，炼蜜为同枣肉为丸，如桐子大。每服三

---

① 损　疑"审"字，音近致误。

十丸，温酒或盐汤送下，日三服，食前。五日觉有力，十日精神爽，半月气力颇壮，二十日目明，一月夜思饮食，冬月手足常暖，筋骨壮盛。

加减：身热加山栀子一两；心气不宁，加麦门冬一两；少精神，加五味子一两；阳弱，加断续一两。常年服牢牙永无瘴虐。妇人服之，暖子宫，姿容悦泽。

补益肾肝丸　治目中溜火①，视物昏花，耳聋耳鸣，困倦乏力，寝汗憎风，行步不正，两足欹侧，卧而多惊，脚膝无力，腰以下消瘦。

柴胡　羌活　生地黄炒　苦参　防己炒，各半两　附子炮　肉桂各一钱　当归身三钱

上件为细末，热水为丸，如鸡头大。每服四十丸，温水下，食前。

水芝丸

莲实去皮，不以多少，用好酒浸一宿，入大猪肚内，厨水煮熟，取出焙干。

上为极细末，酒糊为丸，如鸡头大，每服五七十丸，温酒送下，食前。

上部有脉，下部无脉，其人当吐，食伤太阴也。

---

①　目中溜火：由于肝肾阴虚所出现的目赤症状。

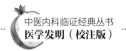
瓜蒂散

瓜蒂　赤小豆各等份

上二味为细末，每服二钱匕，温浆水调下，取吐为度。

地黄丸　治肾气虚，久新憔悴，寝汗发热，五脏齐损，瘦弱虚烦，骨蒸痿弱，下血。

干山药　山茱萸各四钱　泽泻　牡丹皮　白茯苓各三钱　熟地黄八钱

上为末，炼蜜为丸，如桐子大。每服五十丸，温水送下，空心。

三才封髓丹　降心火，益肾水。

天门冬去心　熟地黄　人参去芦，各半两　黄柏三两　缩砂仁一两半　甘草七钱

上件为细末，水糊为丸，如桐子大。每服五十丸，用苁蓉半两切作片子，酒一大盏，浸一宿，次日煎三四沸，去滓，送下，空心。

离珠丹又名神珠丹　治下焦阳虚，脐腹冷痛，足胕寒而逆。

杜仲三两，去丝　萆薢二两　诃子五个　龙骨一两　破故纸炒，三两　朱砂一钱半，研　胡桃一百二十个，去隔皮　缩砂仁半两　巴戟酒浸，去心，二两

上件为细末，酒糊为丸，如桐子大，朱砂为衣。每

服二十丸，空心，盐汤温酒下。

大真丹 治下焦阳虚。

沉香 巴戟酒浸，去心 茴香盐炒香，去盐用 萆薢酒浸，炒 胡芦巴炒香 破故纸炒香 杜仲炒，去丝 牵牛盐炒香黑，去盐 琥珀各一两 肉桂半两

上十味，为细末，用元浸药酒打面糊为丸，如桐子大。每服五十丸至七八十丸。空心温酒下。

八味丸 治肾气虚乏，下元冷惫，脐腹疼痛，夜多旋溺，脚膝缓弱，肢体倦怠，面色痿黄或黧黑。及虚劳不足，渴欲饮水，腰重疼痛，少腹急痛，小便不利，并宜服之。

熟地黄八两 山药 山茱萸各四两 肉桂去皮，二两 牡丹皮 泽泻 白茯苓去皮，各三两 附子炮，二两

上件为细末，炼蜜为丸，如桐子大。每服五十丸至七十丸，温酒送下，盐汤亦得，空腹食前。妇人淡醋汤下。

阳事多痿不振，用全方。然夏减桂附一半，春秋三停减一疾去精走，全减桂附，只服六味地黄丸。血虚阴衰，熟地黄为君；精滑，山茱萸为君；小便或多，或少，或赤黄，白茯苓为君；小便淋沥，泽泻为君；心虚，肠胃间积热，心火盛，心气不足，牡丹皮为君；皮肤燥涩，干山药为君。已上但言为君者，其分两用干地黄分两。其干地黄，却依立为君分两同。

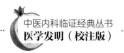
七冲门

通幽汤 幽门不通，上冲吸门不开，噎塞不便，燥秘。

当归　升麻　桃仁泥子各一钱　生地黄　熟地黄各五分　红花　炙甘草各一分

上哎咀，都作一服，水二大盏，煎至一盏，去滓，稍热服，食前。

润肠汤 治大便燥结不通。

升麻　当归尾　生甘草　煨大黄　桃仁　麻仁　熟地黄各一钱　生地黄二钱　红花三分

上件锉如麻豆大，都作一服，水三盏，先拌药湿，煎至一盏。去滓带热服，食前。

脚气论

夫脚气之疾，实水湿之所为也。盖湿之害人皮肉筋脉而属于下，然亦有二焉。一则自外而感，一则自内而致，其治法自应不同，南方之疾，自外得之；北方之疾，自内而致者也。南方地下水寒，其清湿之气中于人，必自足始。北方之人，常食潼乳，又饮之无节。且潼乳之为物，其形质则水也，酒醴亦然。人之水谷入胃，胃气蒸腾，其气与味，宣之于经络，化之为气血。苟元气不充，胃气本弱，饮食自信，脾胃乃伤，其气与味，不得宣畅，旁通水湿之性，润下而致之也。

当归拈痛汤

治湿热为病，肢节烦疼，肩背沉重，胸膈不利，及遍身疼痛，下疰于足胫，肿痛不可忍。

羌活半两　人参去芦　苦参酒洗　升麻　葛根　苍术各二钱　炙甘草　黄芩酒洗　茵陈叶酒炒，各半两　防风去芦　当归身　知母酒洗　黄芩炒　泽泻　猪苓各三钱　白术一钱半

上㕮咀如麻豆大，每服一两，水二大盏半，先以水拌湿，候少时，煎至一大盏，去滓，温服，空心，食前。待少时以美膳压之，临卧一服，不须膳压。

羌活导滞汤　治脚气初发，一身尽疼，或肢节肿痛，便溺阻隔，以此药导之，后以当归拈痛汤除之。

羌活　独活各半两　大黄酒煨，一两　防已　当归各三钱　枳实麸炒，二钱

上件㕮咀，如麻豆大，每服秤五钱或七钱，水二盏，煎至一盏，去滓温服，以微利则已，量虚实加减。

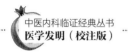
开结导饮①丸

橘皮　白术　泽泻　茯苓　麦蘖面　炒曲各一两　干
生姜　青皮各半两　枳实麸炒，一两　半夏汤洗七次，一两
如有积块，加巴豆霜一钱半。

上件为细末，汤浸蒸饼为丸，如桐子大。每服三五
十丸至七十丸，温水下，食远。

除湿丹　治诸湿客搏②，腰膝重痛，足胫浮肿。

槟榔　甘遂　威灵仙　赤芍药　葶苈各二两　乳香
没药各一两，另研　牵牛半两　大戟炒，三两　陈皮去白，四两

上为末，面糊为丸，如桐子大。每服五十丸至七
八十丸，温水下，食前，得更衣止后服。如服药，前
后忌酒二日。药后，亦忌湿面三两日。食温淡粥，补
胃尤佳。

淋渫脚气除湿汤　内受湿气，不能外达，淋渫开
导，泄越其邪。

威灵仙　防风去芦　荆芥穗　当归去芦　地骨皮　蒴
藋叶　升麻去腐　白芍药去皮，各一两

上件各锉细末，水二斗，煮至一斗五升。去滓，热
渫洗，无时。

---

① 饮　原作"引"，音近致误。
② 搏　原作"传"，形近致误。

枳实大黄汤 治脚气肿痛。

羌活一钱半　当归身一钱　枳实　大黄各半钱

上锉如麻豆大，都作一服，水二大盏半，煎至一盏。去滓，大温服，空心。下利一二行，痛止。

中风有三

《内经》曰：人之气，以天地之疾风名之。故中风者，非外来风邪，乃本气病也。凡人年逾四旬，气衰者，多有此疾。壮岁之际，无有也。若肥盛，则间有之，亦形盛气衰如此。治法，和脏腑，通经络，便是治风。然轻重有三：中血脉，则口眼㖞斜，亦有贼风袭虚伤之者也；中腑，则肢废；中脏，则性命危急。此三者，治各不同。如中血脉，外有六经之形证，则从小续命汤加减及疏风汤治之。中腑，内有便溺之阻隔，宜三化汤或《局方》中麻仁丸通利。外无六经之形证，内无便溺之阻隔，宜养血通气，大秦艽汤、羌活愈风汤治之。中脏，痰涎昏冒，宜至宝丹之类镇坠。若中血脉、中腑之病，初不宜用龙、麝，牛黄。为麝香治脾入肉，牛黄入肝治筋，龙脑入肾治骨。恐引风深入骨髓，如油入面，莫之能出。又不可一概用大戟、芫花、甘遂泻大便，损其阴血，真气愈虚。方列于后：

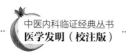
小续命汤

麻黄_{去节}　人参_{去芦}　黄芩_{去腐}　芍药　炙甘草　川芎　杏仁_{麸炒，去皮尖}　防已　官桂_{各一两}　防风_{一两半}　附子_{炮去皮脐，细锉，半两}

上除附子、杏仁外，捣为粗末，后入二味令匀。每服五钱，水一盏半，入生姜五片，煎至一盏。去滓稍热服，食前。

始治中风，不审六经之形证加减，虽治，与不治无异也。《内经》云：腠理开则洒然寒，闭则热而闷，知暴中风邪，宜先以加减续命汤，随证治之。

中风无汗恶寒宜**麻黄续命汤**

麻黄　防风　杏仁

依本方，加一倍。宜针太阳经至阴出血，昆仑举蹺。

中风有汗恶风，**桂枝续命汤**。

桂枝　芍药　杏仁

依本方，加一倍。宜针风府。此二证，太阳中风也。

中风身热无汗，不恶寒，**白虎续命汤**。

石膏　知母_{一料中各加二两}　甘草

依本方，加一倍。

中风身热有汗，不恶风，**葛根续命汤**。

葛根　桂枝　黄芩

依本方，加一倍。宜针陷谷，刺厉兑。针陷谷者，去阳明之贼也；刺厉兑者，泻阳明之实也。此二证，阳明中风也。

中风无汗身凉，**附子续命汤**。

附子加一倍　干姜加二两　甘草加三两

宜针隐白穴，去太阴之贼也。此一证，太阴经中风也。

中风有汗无热，**桂附续命汤**。

桂枝　附子　甘草

依本方，加一倍。宜针太溪。此一证，少阴经中风也。

无此四证，六经混淆，系于少阳，厥阴，或肢节挛痛，或麻木不仁，**宜羌活连翘续命汤**。

小续命八两　羌活四两　连翘六两

上，古之续命，混淆无别。今立分经治疗，又分各经针刺，无不愈也。治法：厥阴之井大敦，刺以通其经；少阳之经绝骨，灸以引其热。此通经引热，是针灸同象，治法之大体也。

疏风汤　治半身不遂，或肢体麻痹，筋骨疼痛。

麻黄去节，三两　益智仁　杏仁炒，去皮尖，各一两　炙甘草　升麻各五两

上件㕮咀，每服一两，水一小碗，煎至六分。去滓热服。脚蹬热水葫芦，以大汗出，去葫芦，冬月不可。

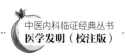
中风，外有六经之形证，先以加减续命随证治之，内有便溺之阻隔，复以三化汤导之。

厚朴_{姜制} 大黄 枳实 羌活

上锉麻豆大，每服三两，水三升，煎至一升半，终日服之，以微利则已。如内邪已除，外邪已尽，当从愈风汤，以行中道。久服，大风悉去；纵有微邪，只从愈风汤加减治之。然治病之法，不可失于通塞，或一气之微汗，或一旬之通利，如此为常治之法也。久之清浊自分，营卫自和矣。

羌活愈风汤

疗肾肝虚，筋骨弱，语言难，精神昏馈，及治风湿、内弱者，是风湿体重也。或瘦而一肢偏枯，或肥而半身不遂，或恐而健忘，喜已多思，思忘之道，皆精不足也。故心乱则百病生，静则万病息。是以此药能安心养神，调阴阳，无偏胜。

羌活 甘草_炙 防风_{去芦} 黄芪_{去芦} 蔓荆子 川芎 细辛_{去苗} 枳壳_{麸炒，去穰} 人参_{去芦} 地骨皮_{去骨} 麻黄_{去根} 知母_{去皮} 甘菊 薄荷_{去枝} 枸杞 当归_{去芦} 独活 白芷 杜仲_{炒，去须} 秦艽_{去芦} 柴胡_{去苗} 半夏_{汤洗，姜制} 厚朴_{姜制} 熟地黄 防己_{以上各二两} 芍药_{去皮} 黄芩_{去腐} 白茯苓_{去皮，各三两} 石膏 生地黄 苍术_{各四两} 官桂_{一两，泔浸} 前胡二两

上锉，每服一两，水二盏，煎至一盏，去滓温服。如遇天阴，加生姜三片煎服。空心一服，临卧再煎滓服，俱要食远。空心一服，咽下二丹丸，为之重剂；临卧咽下四白丸，为之轻剂。立其法，是动以安神，静以清肺。二丹丸、四白丸①

二丹丸　治健忘，养神定志和血，内以安神，外华腠理

丹参　天门冬　熟地黄_{各一两半}　甘草　麦门冬_{去心}　白茯苓_{各一两}　人参　远志_{去心}　朱砂_{各半两，研末为衣}　菖蒲_{一两}

上为细末，蜜丸桐子大，朱砂为衣。每服五十丸至一百丸，空心，煎愈风汤下。常服安神定志。此治之法，一药安神，一药清肺。故清中清者，归肺以助天真；清中浊者，坚强骨髓；浊中之清者，营养于神；浊中之浊者，营华腠理。

四百丹　能清肺气，养魄。谓中风者多昏冒，气不清利也。

白术　砂仁　白茯苓　香附　防风　川芎　甘草　人参_{各半两}　白芷_{一两}　羌活　独活　薄荷_{各二钱半}　藿香

---

① 四百丹、二丹丸　原作"二丹丸、四百丹"，方在后，《卫生宝鉴》移于此。

白檀香各一钱半　知母　细辛各二钱　甜竹叶二两　麝香一钱，另研　龙脑另研　牛黄各半钱，另研

上为细末，炼蜜为丸。每两作十丸。临卧嚼服一丸，煎愈风汤咽下。能上清肺气，下强骨髓。

假令一气而微汗，用愈风汤三两，加麻黄一两，匀作四服，每服加生姜五七片。空心服之，以粥投之，得微汗则佳。如一旬之通利，用愈风汤三两，大黄一两，亦匀作四服，如前煎。临卧服之，得利为妙。

常服之药，不可失四时之辅。如望春、大寒之后，加半夏二两，柴胡二两，木通四两，人参二两，谓迎而夺少阳之气也。望夏之后半月，加石膏二两，黄芩二两，知母二两，谓迎而夺阳明之气也。季夏之月，加防己二两，白术二两，茯苓二两，谓胜脾土之湿也。初秋大暑之后，加厚朴二两，藿香二两，桂一两，谓迎而夺太阴之气也。冬霜降之后，加附子一两，官桂一两，当归二两，谓胜少阴之气也。得春，减冬所加药，四时加减类此。此药具七情六欲四气，无使五脏偏胜，反不动于荣卫。如风秘则服之，永不燥结。如久泻则服之，能自调适。初觉风气，便能服此药，及新方中天麻丸一料，相为表里，治未病之圣药也。及已病者，更宜常服。无问男子、妇人、小儿、风痫、急慢惊风等病，服之神效。如解利四时伤寒，随四时加减法服之。

中风，外无六经之形证，内无便溺之阻隔，知为血弱，不能养于筋，故手足不能运化，舌强不能言。宜养血而筋自荣也，当以大秦艽汤主之。

大秦艽汤

秦艽　石膏各二两　甘草　川芎　当归　羌活　独活
防风　黄芩　白芍药　吴白芷　白术　生地黄　熟地黄
白茯苓各一两　细辛半两

上剉，每服一两，水二盏，煎至一盏，去滓，温服无时。如遇天阴，加生姜七八片。如心下痞，每服一两，内加枳实一钱同煎。

脾肺受寒咳嗽用药法

半夏温肺汤　治心腹中脘痰水冷气，心下汪洋[①]，嘈杂肠鸣，多唾，口中清水自出，胁肋急胀，痛不欲食。此胃气虚冷所致，其脉沉弦细迟。

细辛　橘皮　桂心　人参　旋覆花　甘草　桔梗
芍药　半夏各半两　赤茯苓三分

上为粗末，每服四钱，水一盏半，生姜七片，煎至八分。去滓温服，食后。

---

① 汪洋　原作"注洋"，形近致误，据《附余》本改。

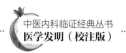
丁香半夏丸　治心下停饮，冷痰，头目眩运，睡卧口中多涎。

槟榔_{三分}　丁香　半夏_{各一两}　细辛　干姜　人参_{各半两}

上为细末，生姜面糊为丸，如桐子大。每服三十丸，生姜汤下，日三。

紫苏饮子　治脾肺虚寒，痰涎咳嗽。

紫苏叶　桑白皮　青皮　五味子　杏仁　麻黄　甘草　陈皮_{各五钱}　人参　半夏_{汤洗，各三钱}

上㕮咀，每服半两，水二盏，生姜三片，煎至七分，去滓温服。

肺病面白而不泽则为脱气脱血脱津脱液脱精脱神

巴戟丸

治肝肾俱虚，收敛精气，补真戟阳，充悦①肌肤，进美饮食。

五味子　川巴戟_{去心}　肉苁蓉　人参　菟丝子　熟地黄　覆盆子　白术　益智仁_炒　骨碎补_{洗去毛}　白龙骨　茴香　牡蛎_{各等份}

---

① 悦　原作"越"，音近致误。

上为细末，炼蜜为丸，如桐子大，每服三十丸，空心食前米饮送下。此药补精气，止汗。

双和散　补益气血，治虚劳少力。

黄芪　熟地黄　当归　川芎各一两　白芍药三两半官桂　甘草各三分　人参三钱

上咬咀，每服五钱，水二盏，生姜三片，肥枣一枚，同煎至八分，去滓温服。大疾之后，虚劳气乏者，以此调治皆验，温而有补。

附子温中丸　治脾胃，顺气化痰，呕吐噎隔，留饮肠鸣，湿冷泄注，辟寒养正气。

附子　干姜　白术各一两　肉桂　炙甘草各半两　良姜七钱

上为细末，炼蜜为丸，一两作十丸。每服一丸，细嚼，生姜桔皮汤送下，米饮亦得，食前。

五邪相干谓贼实微虚正也

假令肝病，实邪，风热相合，风性急，火摇动焰而旋转，其脉弦而紧洪。风热发狂，**宜芎黄汤**。

羌活　川芎　大黄各一两　甘草半两

上咬咀，每服半两，水二盏，煎至六分，去滓温服。

虚邪，风寒相合，木虑肾恐，拘急自汗。其脉弦紧而沉。仲景云：风感太阳，移证在太阳经中，桂枝加附子汤主之。

贼邪，风燥相合，血虚筋缩，皮肤皴揭。脉弦浮而涩。仲景云：血虚筋急，桂枝加栝楼汤主之。

微邪，风湿相合，体重节痛，脏腑洞泄。脉弦长而缓。仲景云：身体疼痛，下痢清谷，急当救里，四逆汤主之。

正邪，中风，目眩头重，叫怒不咄。脉弦紧而长。仲景云：甚则如痫为痉宜①羌活汤。《本草》云：羌活主痉，主痫。防风黄芩为佐。小儿为痫，大人为痉。

假令心病，实邪，热湿相合，愦愦心烦，热蒸不眠，脾经终于心，心经起于心，二经相接，故为湿热，脉浮大而缓。足太阴寄证在手太阳，宜栀豉汤。若痞加厚朴，枳实。

虚邪，热风相合，妄听妄闻耳萧声。胆与三焦之经同出于耳。《铜人》云：刺关冲出血，泻支沟。脉浮大而弦，初小柴胡汤，后大柴胡汤。此证是太阳与少阳为病，前客后主也。

贼邪，热寒相合，胆怯，心悬如饥，神怯恐怖。足少阴与手厥阴相接水中，心经火邪，故神怯怖耳。脉大

---

① 宜　原作"真"，形近致误。

而沉濡，亦在太阳经中。《内经》曰：心虚则热收于内。黄连附子泻心汤主之。法云：谓热多寒少，以为佐矣，如寒多热少，加附子，干姜佐之。

微邪，热燥相合，过饮歌乐，实为热燥，俗言畅饮也。病人曰：快活、快活，是有声于歌乐也。以意思浆，是无声歌乐也。脉洪大而涩，白虎汤主之，喘则加人参。

正邪，热也，脱阳见鬼，躁扰狂起。脉洪实，一呼四至，是八至脉也，小承气汤主之，谓腹①不坚大也。

假令脾病，实邪，湿燥相合，胃中燥屎，腹满坚痛，其脉缓而长涩，是正阳阳明证也。调胃承气汤主之。

虚邪，湿热相合，热陷胃中，肠澼下血，脉中缓，大黄黄连解毒汤主之。

贼邪，湿风相合，呕逆胁痛，往来寒热，脉缓而弦长，小柴胡汤主之。

微邪，湿寒相合，湿与寒交，寒来求湿，身黄而不热，体重而不渴，谓之寒湿。其脉缓沉而滑，术附汤主之。如小便不利者，加茯苓。

正邪，湿自病，腹满时痛，手足自温，其脉沉涩而长。虚痛，桂枝加芍药汤主之，实痛，桂枝加大黄汤。

假令肺病，实邪，燥寒相合，毛耸皮凉，溲多而

---

① 腹　原作"复"形近致误。

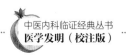

清，其脉短涩而沉。此证如秋冬，宜八味丸，若春夏，宜地黄丸。

虚邪，燥湿相合，微喘而痞，便难多痰，其脉浮涩而缓，枳实理中丸主之。如喘甚，加人参，若便难，加木香、槟榔各半钱，为极细末，煎下理中丸。

贼邪，燥热相合，鼻窒衄衄，血溢血泄。其脉涩而浮大。甚者，桃仁承气汤，微者，犀角地黄汤，极者，抵当汤，微极，抵当丸。

微邪，燥风相合，皮著甲枯，血虚气虚，二脏俱虚，先血后气。其脉浮涩而弦，久养气血药主之。

正邪，燥自病，其气奔郁，皆属于肺，诸燥有声．其脉浮涩而短，列诸嗽药，选而用之。

假令肾病，实邪，寒风相合，脏不收藏，下利纯清，其脉沉滑而弦。仲景云：少阴证，口燥咽干，下利纯清，大承气汤主之。脉沉弦而迟，四支逆冷者，宜四逆汤等。

虚邪，寒燥①相合，肾唾多呻，洒淅寒清，无寐。《经》言：燥化清，其脉沉实而涩，酸枣仁汤主之。

贼邪，寒湿相合，肾为胃关，关闭水溢，关闭不

---

① 燥　原作"清"，义本可通，但上下文均以五气相合，故应为"燥"，据《附余》本改。

利，水在胃为肿，水在肺为喘，及变诸证，其脉沉缓而大。仲景云：大病差后，腰下有水气者，牡蛎泽泻汤主之。

微邪，寒热相合，膀胱热郁，津液枯少，其脉沉濡而大。《内经》曰：水少干涸也。猪苓汤主之。

正邪，寒自病，寒忿用脏，黑痹经沉，其脉沉濡而滑。黑痹，天麻丸。如证同脉异，微者，腑病也，甚者，脏病也。

淹疾疟病

肝病，面青脉弦皮急，多青则痛，形盛胸胁痛，耳聋口苦舌干，往来寒热而呕。以上是形盛，当和之以小柴胡汤也。如形衰骨摇不能安于地，此乃膝筋①，治之以羌活汤。《本草》云：羌活为君也。疟证取以少阳。如久者，发为瘅疟，宜以银针刺绝骨穴，复以小柴胡汤治之。

心病，面赤脉洪身热，赤多则热，暴病壮热恶寒，麻黄加知母石膏黄芩汤主之。此证如不发汗，久不愈，

---

① 膝筋　不成文，疑有误，似漏虚字。

为疟也。淹疾顀①肿，面赤身热，脉洪紧而消瘦，妇人则亡血，男子则失精。

脾病，面黄脉缓，皮肤亦缓，黄多则热，形盛，依《伤寒》说，是为湿温。其脉阳浮而弱，阴小而急，治在太阴。湿温自汗，白虎汤加苍术主之。如久不愈，为温疟重暍，白虎加桂枝主之。淹疾肉消，食少无力，故曰热消肌肉，宜以养血凉药。《内经》曰：血生肉。

肺病，面白皮涩，脉亦涩，多白则寒，暴病，涩痒气虚，麻黄加桂枝，令少汗出也。《伤寒论》云：夏伤于暑，汗不得出为痒。若久不痊为风疟。形衰面白，脉涩皮肤亦涩，形羸气弱，形淹卫气不足。

肾病，面黑身凉，脉沉而滑，多黑则痹，暴病形冷恶寒，三焦伤也。治之以姜附汤或四逆汤，久不愈为疟，暴气冲上，吐食，夜发，俗呼谓之夜疟。太阳经桂枝证，形衰淹疾，黑瘅羸瘦，风痹痿厥不能行也。

百病在气在血

夫百病昼则增剧，遇夜安静，是阳病有余，乃气病而血不病也。百病夜则增剧，昼则安静，是阴病有余，

---

① 顀（zhuō 捉）颧骨。

乃血病而气不病也。昼则发热，夜则安静，是阳气自旺于阳分也。昼则安然，夜则发热烦躁，是阳气下陷入阴中也，名曰热入血室。昼则发热烦躁，夜亦发热烦躁，是重阳无阴也，当亟泻其阳，峻补其阴。夜则恶寒，昼则安静，是阴血自旺于阴分也。夜则恶寒，昼亦恶寒，是重阴无阳也。当亟泻其阴，峻补其阳。夜则安静，昼则恶寒，是阴气上溢于阳中也。

夫五脏有邪，各有身热，其状各异。以手扪摸有三法：以轻手扪之则热，重按之则不热，是热在皮毛血脉也。重按之，至筋骨之分则热，蒸手极甚，轻手则不热，是邪在筋骨之间也。轻手扪之不热，重加力以按之不热，不轻不重按之而热，是在筋骨之上，皮毛血脉之下，乃热在肌肉也。此为三法，以三黄丸通治之，细分之为五等。

肺热者，轻手乃得，但微按全无，是瞥瞥然见于皮毛之上，日西尤甚。乃皮毛之热，其证必见喘咳，洒淅寒热。轻者，泻白散，重者，宜凉膈散、白虎汤、地骨皮散。

心热者，心主血脉，微按至皮肤之下，肌肉之上，轻手乃得，微按至皮毛之下则热，少加力按之则全不热，是热在血脉也。日中大甚，乃心之热也。其证烦心，心痛，掌中热而哕，宜黄连泻心汤、导赤散、朱砂

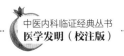

安神丸，清凉饮子。

脾热者，轻手扪之不热，重按至筋骨又不热，不轻不重，在轻手重手之间，热在肌肉，遇夜尤甚。证必怠惰嗜卧，四肢不收，无气以动，宜泻黄散。

肝热者，重按之肌肉之下，至骨之上，乃肝之热，寅卯间尤甚。其脉弦，四肢满闷，便难转筋，多怒多惊，四肢困热，筋痿不能起于床。宜泻青丸、柴胡饮子。

肾热者，轻手重手俱不热，如重手按至①骨分，其热蒸手如火，其人骨苏苏如虫蚀，其骨困热不任，亦不能起于床。宜滋肾丸，六味地黄丸。

治病必须求责

假令治病无问伤寒，蓄血、结胸、发黄等诸证，并一切杂证等，各当于六经中求责之。谓如黄证，或头痛腰脊强，恶寒，即有太阳证也。或身热、目痛、鼻干、不得卧，即有阳明证也。余皆访此。

---

① 至　原作"手"，误，据《附余》本改。